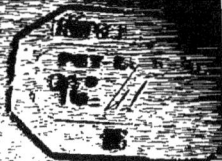

DE LA PROTECTION

DE LA

SANTÉ PUBLIQUE

CONFÉRENCE

Faite dans l'amphithéâtre de la Faculté des Lettres, le 27 mars 1896

PAR

Le Dr Eugène GAUTREZ

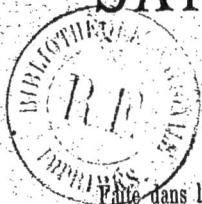

Conseiller municipal
Directeur de l'École départementale d'accouchement
Médecin suppléant de l'Hôtel-Dieu
Secrétaire du Conseil départemental d'Hygiène et de Salubrité publiques
Membre de la Société de Médecine publique et d'Hygiène professionnelle
et de la Société française d'Hygiène
Lauréat de la Faculté de Paris
Mention honorable de l'Académie de médecine (concours Vernois 1894)

CLERMONT-FERRAND

TYPOGRAPHIE ET LITHOGRAPHIE G. MONT-LOUIS

3, RUE BARBANÇON, 3

1896

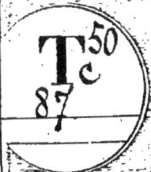

DE LA PROTECTION

DE LA

SANTÉ PUBLIQUE

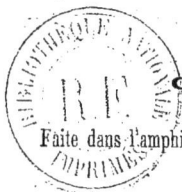

CONFÉRENCE

Faite dans l'amphithéâtre de la Faculté des Lettres, le 27 mars 1896

PAR

Le Dr Eugène GAUTREZ

Conseiller municipal
Directeur de l'École départementale d'accouchement
Médecin suppléant de l'Hôtel-Dieu
Secrétaire du Conseil départemental d'Hygiène et de Salubrité publiques
Membre de la Société de Médecine publique et d'Hygiène professionnelle
et de la Société française d'Hygiène
Lauréat de la Faculté de Paris
Mention honorable de l'Académie de médecine (concours Vernois 1894)

CLERMONT-FERRAND

TYPOGRAPHIE ET LITHOGRAPHIE G. MONT-LOUIS

2, RUE BARBANÇON, 2

1896

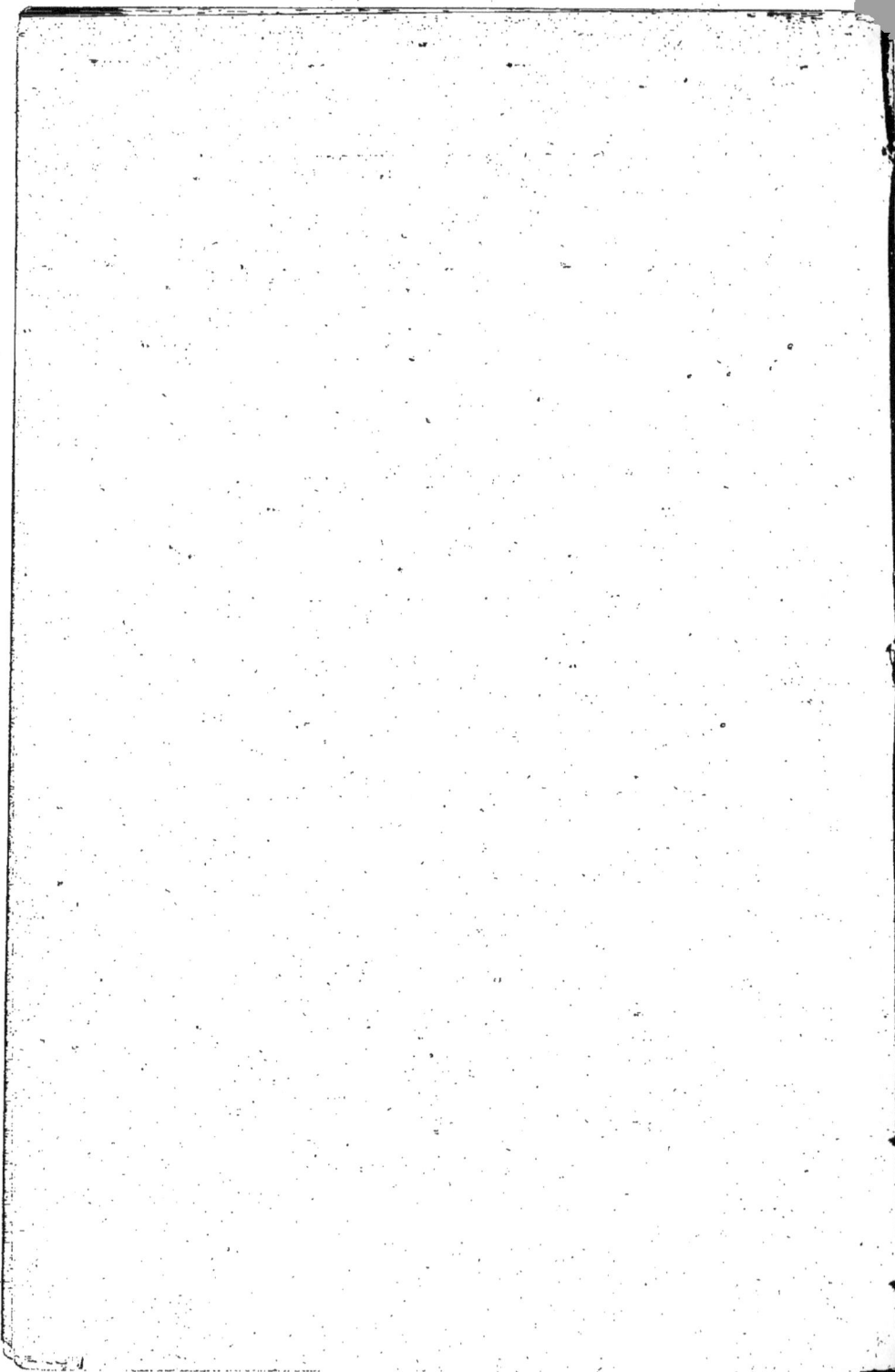

Dans cette conférence, faite sous les auspices de l'Union des Femmes de France, nous avons eu pour but de montrer ce que doit être l'Hygiène publique et par quels procédés elle aboutit à son objectif qui est la conservation de la santé de l'individu par la protection de la santé des masses.

Nous nous sommes occupé plus spécialement de l'hygiène des villes dont cependant nous n'avons fait que tracer une légère et rapide esquisse. A cette occasion, nous avons fait de larges emprunts à la partie de l'Encyclopédie d'hygiène et de médecine publiques, publiée sous la direction de M. J. Rochard, qui traite de ce sujet, ainsi qu'à l'excellent Traité d'hygiène sociale du même auteur et aux Nouveaux éléments d'hygiène du professeur Arnould.

Puissions-nous avoir atteint le résultat que nous nous sommes proposé! Puissions-nous avoir bien fait comprendre de quel intérêt capital il est pour une ville d'organiser son hygiène publique et d'améliorer sans cesse son état sanitaire, de façon à augmenter son patrimoine en diminuant, dans de sérieuses proportions, la forte dîme qu'elle paie, chaque année, à la maladie et à la mort.

Clermont Ferrand, le 27 mars 1896.

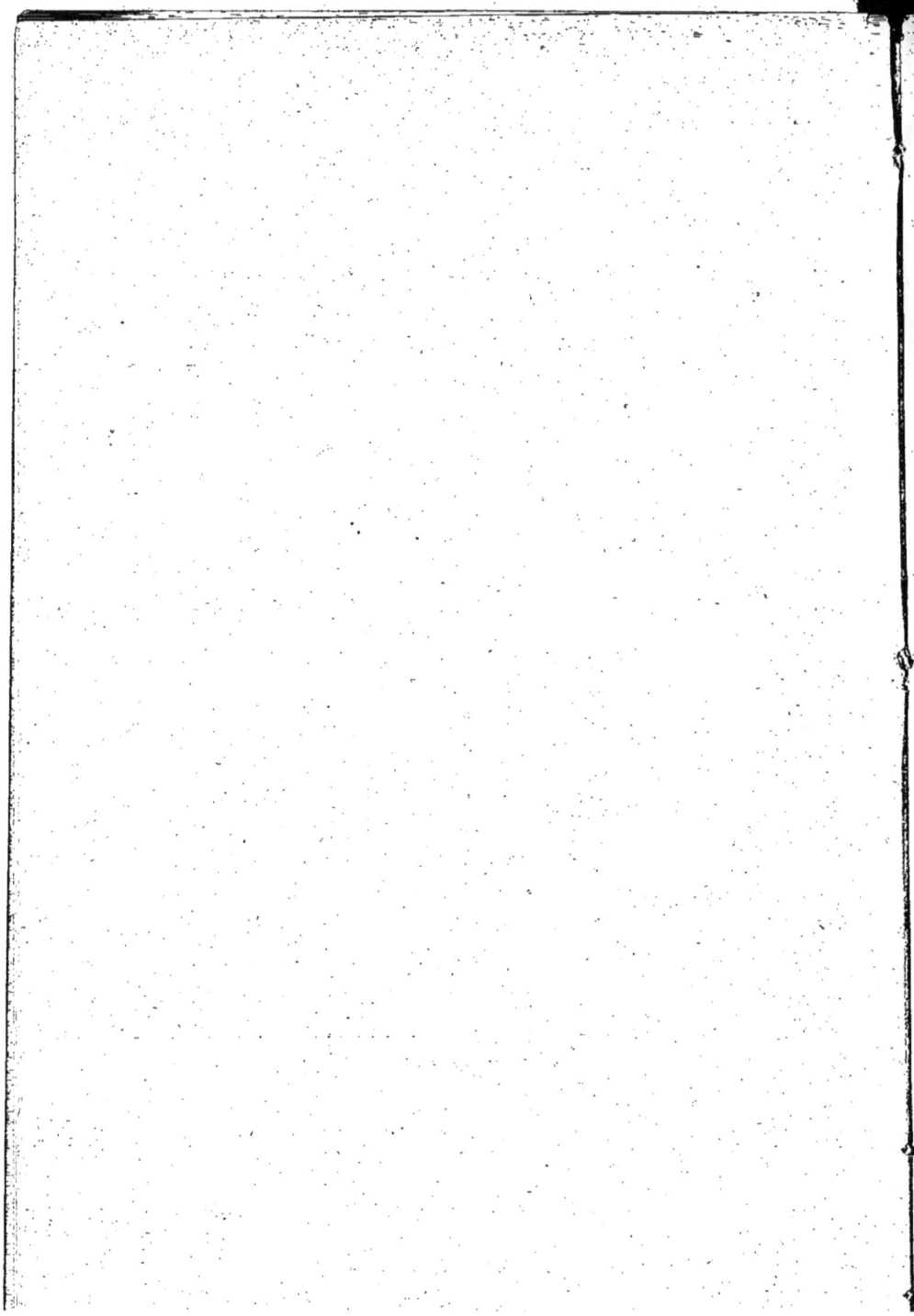

DE LA PROTECTION

DE LA

SANTÉ PUBLIQUE

MESDAMES, MESSIEURS,

Avant d'aborder le sujet dont je me propose de vous
entretenir ce soir, je vous demanderai l'autorisation d'a-
dresser, au nom de l'Union des Femmes de France, tous
ses plus vifs remerciements aux conférenciers qui se sont
succédé à cette place et qui ont bien voulu lui apporter
le concours précieux de leur talent et de leur parole.

Vous me permettrez encore d'exprimer, d'une façon
plus particulière, notre profonde gratitude à M. le Doyen
et à MM. les Professeurs de cette Faculté. Non-seulement
ils ont mis cette salle à notre disposition, mais quelques-
uns d'entre eux n'ont pas hésité à renoncer au repos
entrevu pour cette année, voulant ainsi nous donner une
nouvelle preuve de leur sympathie.

Je suis heureux d'être votre interprète auprès d'eux,
comme auprès de tous, et je puis leur assurer que de ma
tâche d'aujourd'hui c'est la partie que je remplis avec le
plus de joie et le plus d'empressement.

Mesdames, Messieurs,

Vous savez quel est le but de l'hygiène. Elle étudie les rapports de l'homme avec le monde extérieur et aussi avec certaines influences intérieures qui lui sont propres, et, connaissant ces rapports, elle s'efforce de les corriger en ce qu'ils ont de nuisible, de les perfectionner en ce qu'ils ont d'utile, de les faire contribuer, en un mot, à la conservation, à la viabilité de l'individu et de l'espèce.

La protection de la santé publique, c'est l'application aux intérêts collectifs, et non plus au seul individu, des mesures édictées par l'hygiène en ce qui concerne ces rapports avec le monde extérieur. Qu'importe, en effet, qu'un homme s'astreigne aux règles les plus sévères de l'hygiène, si le milieu dans lequel il se trouve constitue un danger pour lui, si tout ce qui l'entoure le menace sans cesse et l'atteint? « Qu'importe », comme on l'a dit, « qu'un homme prudent et ambitieux de longévité se » résigne à suivre à la lettre les conseils de l'hygiène » privée, qu'il vive comme dans une serre, le doigt sur » son pouls, l'œil sur son thermomètre, qu'il s'abstienne » de tout ce qui fait le bonheur de la vie, de tout ce qui » la rend utile aux autres, qu'il pèse ses aliments, comme » Cornaro, qu'il impose silence à ses passions; cela pourra, » jusqu'à un certain point, le préserver du coryza, de la » bronchite et de la dyspepsie, des maux de tête et des » palpitations de cœur; mais il n'en contractera pas moins » la fièvre typhoïde et ses enfants la diphtérie, s'il habite » une ville infectée; il aura la fièvre paludéenne, s'il vit » au bord d'un marais et il sera emporté par le choléra, » s'il se trouve sur son passage. C'est l'hygiène publique » seule qui peut le mettre à l'abri de ces périls, car elle » protège la santé de l'individu en défendant celle des » masses. »

Or, cette protection des masses ne peut s'obtenir que par une série de mesures techniques, législatives et sociales qui font de l'hygiène publique une science en quelque sorte sans limites, dont les divisions se multiplient à l'infini et dont les innombrables chapitres sont autant de sciences nouvelles plus ou moins complexes, plus ou moins délicates. C'est ainsi que l'hygiène publique a besoin, pour sa mise en œuvre, de connaître les races, les climats, les mouvements statistiques des populations. Elle fait l'étude des groupes humains, des sociétés, des nations ; elle recherche l'origine et les causes des maladies, infectieuses ou non, étudie leur développement et leur mode d'action sur les individus suivant une série de circonstances telles que leur groupement, les climats, les races, l'âge, le sexe, etc., et s'essaie à les prévenir. Elle surveille l'alimentation publique pour en écarter la fraude et les dangers des falsifications, surtout pour y combattre tout ce qui, là encore, pourrait revêtir un caractère infectieux. L'école, la caserne, le navire ; le milieu professionnel et ses inconvénients ; la ville et la campagne et tout ce qui s'y rattache, rien n'échappe à ses investigations et à son influence. Les œuvres d'assistance avec la protection de l'enfance et de la vieillesse ; l'aménagement et la tenue des crèches, des asiles, des hôpitaux et des hospices ; les secours aux malades, aux blessés, aux alcooliques, aux aliénés ; toutes les assistances les plus diverses sont encore de sa compétence. Elle prend, en un mot, l'individu au berceau, s'efforce de lui assurer l'existence et de le protéger, durant toute cette existence, contre les milieux dans lesquels il séjournera, contre la maladie qui le guette, contre les risques professionnels, contre l'abandon même de la vieillesse. Moins particulariste que l'hygiène antique elle ne condamne plus les faibles et n'exige pas leur disparition. Elle veille, au contraire, sur tous également. Son idéal unique, son seul objectif c'est la santé de l'individu ; c'est son développement intellectuel et moral en même temps que physique ; c'est avec cette conservation et ce perfectionnement de l'individu la conservation et le perfectionnement de l'espèce.

Vous n'attendez certes pas de moi que je veuille, durant les quelques minutes que durera cette causerie, embrasser, même d'un rapide coup d'œil, un si vaste et si difficile sujet. Ce que je désire, c'est prendre un des nombreux groupements humains, celui qui nous intéresse le plus, *la ville*, et essayer de vous montrer comment l'hygiène publique peut lui assurer un maximum de salubrité.

I.

L'idéal pour une ville serait, à côté d'une situation climatérique convenable, un air salubre circulant facilement dans de larges espaces libres, une eau abondante et pure, des habitations confortables et saines, un sol à l'abri de toute souillure avec une canalisation souterraine permettant l'évacuation immédiate et rapide des immondices. Il est malheureusement bien peu fréquent que toutes ces conditions se trouvent réunies, tout au moins à un degré suffisant.

Situation, emplacement. — Il est bien rare, en effet, qu'une préoccupation d'hygiène ait présidé à l'établissement des villes. La plupart d'entre elles se sont fondées sur les routes naturelles des migrations armées des peuples ou sur les routes des mers. D'autres fois, le hasard ou le simple caprice a été le point de départ de leur installation. On ne saurait cependant méconnaître que ceux qui ont choisi ces emplacements se sont d'abord assuré un abri contre les vents froids et malsains, contre les intempéries des saisons. La facilité d'accès, les nécessités de la défense, les besoins d'une installation industrielle ou de relations commerciales, la proximité d'une source ou d'une eau bienfaisante, des agréments physiques, ont été autant d'autres circonstances qui ont motivé, sans doute, l'existence d'agglomérations humaines si nombreuses au bord des cours d'eau, sur les pentes des vallées, sur les côtes maritimes abritées par une pointe de terre. L'hygiène n'étant pas intervenue jusque-là, n'avait qu'à juger, après coup, des avantages sanitaires ou des dangers de la situation choisie et à indiquer, sinon des suppléances, du moins des compensations.

Alors, les premières maisons qui se sont construites ont dû évidemment choisir la meilleure orientation et, suivant le climat et l'altitude, rechercher le soleil ou l'ombre, l'abri des grands vents, des pluies torrentielles. Les autres se sont ensuite disposées comme elles le pouvaient, suivant la configuration du terrain, la nature du sol, la facilité des communications avec l'extérieur. Puis, à un moment donné, la ville, trop à l'étroit dans ses anciennes limites, s'est vue obligée d'abattre ses fortifications, de combler ses fossés, de franchir les rives du fleuve qui jusque-là lui avaient servi de bornes. C'est là encore le cas de bien des cités, à l'heure actuelle. Elles s'étendent du côté où on bâtit le plus facilement, où le site est le plus agréable, où les relations de la ville avec le dehors se font avec le plus d'activité. C'est ici que l'hygiène apparaîtra définitivement, appelée à dire son mot et à juger, en dernier ressort, des améliorations sanitaires à réaliser. Rien, tout au moins, ne devrait se faire sans son intervention, quand elle n'aura pas elle-même provoqué certains remaniements de quartiers ou obtenu certains agrandissements de voies.

Elle nous apprend dès lors que deux éléments nouveaux doivent nous guider dans le choix du côté vers lequel devra se faire l'expansion de la cité : *la nature du sol* et *le plus ou moins de superficialité de la nappe souterraine.*

Le *sol* doit être léger. « Outre qu'un sol dur est stérile,
» il s'effrite à la longue et constitue une couche meuble
» capable de retenir l'eau, les déchets organiques et les

» germes infectieux. » On y installera encore, avec bien des difficultés et au prix de quelles dépenses, toute cette canalisation souterraine d'égouts, de conduite d'eau et de gaz d'éclairage indispensable à une ville moderne.

Quant à la *nappe souterraine*, elle devrait être à quatre ou cinq mètres de profondeur. Trop superficielle, elle n'apporte pas seulement l'humidité, elle peut devenir l'origine d'infections redoutables. Elle contient, en effet, en dissolution ou en suspension les impuretés organiques que la pluie entraîne par infiltration de la surface du sol; c'est de l'*eau sale,* et la pollution de cette eau se fera d'autant plus facilement qu'elle sera plus superficielle. Or, c'est elle qui alimente les puits creusés dans le sol; c'est elle qui, s'abaissant par les temps de sécheresse, abandonnera dans le sol détrempé des détritus de toutes sortes et des germes que nous verrons reparaître à la surface, par suite des échanges incessants entre cette surface et la profondeur. De là à souiller l'atmosphère il n'y a qu'un pas.

Eviter donc les nappes souterraines trop proches de la superficie ou corriger ce défaut par un drainage approprié devra être l'une des premières préoccupations de ceux qui dirigeront ce mouvement d'agrandissement de la cité. C'est assez indiquer, par là même, que cette loi qu'on a voulu établir du mouvement d'expansion naturelle des villes vers l'Ouest ne pourra pas toujours être observée. Quelques raisons qu'on en ait, du reste, données jusqu'ici, il est à présumer qu'elle est seulement due à la recherche de vents moins froids et d'un air plus salubre n'ayant pas encore traversé la cité et balayé sa surface.

TRACÉ DES VILLES, VOIE PUBLIQUE. — Pas plus que pour le choix de l'emplacement, l'hygiène n'a eu, jusqu'à ce jour, à intervenir d'une façon bien efficace dans le tracé des villes, dans la direction des rues et même dans la fixation de leurs dimensions. Des dispositions prises au gré des circonstances du moment, de la topographie du terrain, ou simplement du hasard ont décidé, le plus souvent, de ce tracé, expliquant ainsi les flexuosités sans nombre de certaines voies, leurs inflexions dans les sens les plus variés. Les besoins de la circulation ont été ensuite les seuls motifs de leur plus ou moins grande largeur.

De nos jours, le besoin de rapidité dans les communications a fait rechercher les formes géométriques et les intersections à angle droit. De là cette ampleur de voies et cette monotonie désespérante de certaines villes américaines, qui n'en répondent pas moins par cela même à des désidérata nettement formulés de l'hygiène.

C'est que la rue n'est pas seulement un moyen de communication entre les différents points de la ville et avec l'extérieur. C'est un vaste réservoir d'air pour les maisons qui la bordent; c'est un couloir découvert, balayé par les vents, où l'atmosphère se renouvelle sans cesse, chassant au loin l'air souillé de la maison et lui permettant de renouveler sa provision d'air neuf. C'est aussi par la rue que la lumière et le soleil arrivent jusqu'à la maison, en éclairant les diverses pièces, en réchauffant les parois et les appartements. Dès lors, il importe que la rue réponde à certaines conditions essentielles qui, en même temps que la nécessité des communications et de la circulation, décideront de sa largeur, de sa profondeur et de son orientation.

La formule préconisée par la majorité des hygiénistes est que : *la largeur des rues doit être proportionnelle à la hauteur des maisons et que toutes deux doivent être calculées de manière à permettre l'accès des rayons directs de la lumière solaire jusqu'au fond du rez-de-chaussée.* C'est décider que la largeur des rues doit égaler une fois et demie environ la hauteur des maisons en bordure.

Pareille formule pourra, peut-être, paraître exagérée et l'on nous objectera, sans doute, que bien des rues plus étroites existent où nul inconvénient ne semble se faire sentir, où la mortalité ne paraît pas plus excessive qu'ailleurs, où même la morbidité ne paraît pas être plus accentuée.

Nous répondrons, avec le professeur Arnould, « qu'il y
» a une façon de mal vivre, de faire des populations bla-
» fardes, des enfants rares et cachectiques, dès le ber-
» ceau, qui n'est pas *mourir* et ne charge pas les colonnes
» funéraires de la démographie, mais qui n'en est pas
» moins un grand malheur et le stigmate de la dégéné-
» rescence des groupes urbains. Cette façon s'obtient,
» entre autres procédés, par l'habitation dans les caves ou
» toutes autres pièces qui ne voient jamais le soleil ni
» même un point bleu du ciel et où la lumière n'arrive
» qu'après s'être amoindrie par une succession de zigzags
» sur les façades opposées de rues étroites et profon-
» des. »

Le riche peut, dans ses habitations somptueuses, atténuer l'inconvénient de ces rues par de vastes cours dé-
couvertes, des jardins apportant aux appartements l'air
et la lumière; mais les logements pauvres n'ont que la
rue pour s'éclairer, s'assécher et respirer. Qu'on la leur
donne donc accessible aux rayons du soleil et capable de
contenir une bonne provision d'air ! Et si, faute d'espace
ou pour tout autre motif, la rue ne peut s'élargir, qu'on
en diminue la profondeur en abaissant la hauteur des
maisons ! *S'étendre en superficie et non en hauteur*, là
est la vérité hygiénique pour une ville.

La ville sera d'autant plus saine encore et d'autant plus
salubre que les rues en seront plus nombreuses et plus
larges, qu'on y aura multiplié *boulevards, avenues, places, squares* et *jardins publics* et qu'on les aura également disséminés au centre comme à la périphérie. C'est
de l'espace libre et il devrait égaler le tiers, au moins,
sinon la moitié du terrain bâti; ce sont de vastes provi-
sions d'air sans cesse renouvelées; ce sont encore, grâce
aux plantations d'arbres qu'on aura eu soin d'y faire, « des

» moyens d'assécher le sol, d'humecter l'air, d'arrêter et de
» diminuer la poussière, de donner de l'ombre dans les
» journées chaudes, de décomposer l'acide carbonique
» accumulé dans l'atmosphère et d'y substituer, sous l'in-
» fluence de la lumière, l'ozone, ce si subtil et si énergique
» désinfectant. »

Quant aux *ruelles* et *impasses* justement traités par
Fonsagrives d'anachronismes de l'hygiène, la salubrité
urbaine ne peut que gagner à leur rapide et définitive
disparition.

Mais la multiplicité des voies d'une ville, leur largeur
et leur profondeur n'importent pas seules à l'hygiène.
L'orientation même des rues acquiert le plus souvent une
importance capitale. Cette orientation peut, à coup sûr,
être indifférente, si la rue est large et la maison peu éle-
vée ; si, d'autre part, dans les îlots de bâtisses, les maisons ne se touchent pas par leurs façades postérieures,
mais laissent entre elles des espaces libres plus larges que
les constructions ne sont hautes. Dans ce cas, l'insolation
des façades des maisons et l'incorporation de calorique
dans leurs parois peut se faire pendant un temps suffisant, chaque jour. Mais, si les maisons sont accolées les
unes aux autres ou ne sont séparées que par de simples
courettes, la direction *méridienne* de la rue, c'est-à-dire
du Nord au Sud, permettra seule cette insolation. On
pourra y substituer encore facilement les directions N.-E.
S.-O. ou N.-O. S.-E., mais la direction *équatoriale* op-
posée à la méridienne, et exposant les façades soit au
Nord, soit au Sud, exclusivement, ne sera tolérée qu'avec
des rues larges et des maisons peu hautes.

Dans certains pays, comme les Etats-Unis, la régle-
mentation sanitaire des habitations s'applique à fixer ces
différentes conditions et exige, entre les bâtiments cons-
truits en façade et ceux élevés en arrière, des espaces pro-
portionnels à la hauteur de ces bâtiments.

PROTECTION DE L'ATMOSPHÈRE. — Il ne suffit pas encore d'assurer à la ville une quantité convenable d'air, de lumière et de soleil. Encore faut-il garantir la pureté de cet air, le protéger contre les souillures multiples qui peuvent l'atteindre et le rendre nuisible.

Ces souillures proviennent : tantôt du sol, tantôt des déchets des habitations, tantôt des établissements industriels existant à l'intérieur ou au pourtour de la cité et qui émettent des fumées, des vapeurs ou de simples émanations nuisibles et odorantes ou encore des liquides infects et dangereux. Ce sont ces différentes causes qu'il faudra combattre et atteindre.

A. SOL. — La rue ou plutôt le sol est tout d'abord redoutable par les poussières qu'il produit, et aussi par le retour dans l'atmosphère libre des gaz que les décompositions organiques qui se produisent dans son épaisseur peuvent y laisser échapper. Le sol reçoit encore toutes sortes d'immondices propres à le souiller. Abandonnées à sa surface elles s'y putréfient, se dessèchent et s'envolent ensuite sous forme de poussières dans l'atmosphère qu'elles rendent impur. Ce sont par exemple : les excrétions des animaux qui circulent sans cesse dans les rues ; les impuretés qu'y apportent les pieds des hommes et des animaux, les roues des voitures ; ce sont encore les dépôts d'ordures ménagères, les déchets incessants de la vie des individus habitant les maisons en bordure, quand il n'y faut pas ajouter les excrétions humaines qu'on y projette ou qu'on y abandonne trop facilement dans les rues étroites, dans ces ruelles et ces impasses où trop fréquemment fleurit le tout-à-la-rue.

Revêtement du sol. — Un premier élément de protection consistera dans un revêtement de la chaussée destiné à la protéger contre la souillure superficielle ou profonde et formant, par contre-coup, un obstacle au retour des gaz et des germes venus de la profondeur. Ce n'est évidemment point là l'idée première qui a présidé au *pavage* ou à l'*asphaltage* des rues. Les villes ne s'y sont déterminées que par le besoin de favoriser la circulation, mais l'hygiène s'est rencontrée avec les obligations administratives et leur accord ne peut être qu'essentiellement favorable. Pourvu cependant que cet accord puisse consister à choisir un revêtement tel que l'enlèvement des immondices soit facile et complet, que les matières servant au revêtement ne fassent pas une boue et une poussière désagréables et nuisibles, voire même que le bruit de la rue ne soit pas une occasion de fatigue considérable, de surmènement cérébral pour certains habitants de nerfs délicats et dont la vie excitante de la ville est bien faite pour exalter la sensibilité générale.

Nettoyage, lavage, arrosage. — Un nettoyage minutieux et journalier, de larges et fréquents lavages, un arrosage presque permanent, en été, assureront la propreté rigoureuse de la rue et constitueront d'efficaces moyens de protection de l'atmosphère, à condition toutefois que la voiture chargée d'emporter les détritus à l'extérieur n'en laisse pas choir la majeure partie dans le trajet et que le coup de balai du boueur n'abandonne point sur la voie publique plus de déchets qu'il n'en enlève. Du reste, pareil inconvénient peut être facilement évité et il appartient à l'administration municipale d'édicter des mesures précises pour le collectionnement et l'enlèvement des ordures ménagères comme de faire constater et punir sévèrement les contraventions.

Il lui appartient aussi d'interdire ce mode d'infection de la voie publique beaucoup trop usité et qui consiste à y laisser déverser, par les tuyaux d'évier, les eaux ménagères qui passant sous le trottoir viennent couler dans les ruisseaux de rue où sont même assez souvent répandues à même le trottoir. Les rigoles qui longent la bordure du trottoir, avec leurs pavés le plus souvent disjoints, leurs saillies et leurs dépressions deviennent presque toujours le réceptacle de matières organiques putréfiées, en dessiccation pendant les chaleurs de l'été. Dans les rues où la pente fait défaut, le mince filet d'eau qui y coule parfois dégage presque toujours une odeur nauséabonde.

B. Latrines et urinoirs publics. — Une autre condition de la propreté rigoureuse des rues est, et je n'ai pas besoin d'insister sur ce fait, la multiplicité et la dispersion sur tous les points de la ville d'urinoirs et de latrines publics.

C. Eloignement des Établissements, classés.—L'éloignement aussi considérable que possible du centre de la ville et même de la périphérie des établissements classés formant les trois catégories connues sous les dénominations d'*incommodes*, *insalubres* et *dangereux*, soit parce qu'ils exhalent des odeurs désagréables, qu'ils émettent des fumées et des vapeurs toxiques ou qu'ils produisent des liquides infects et dangereux, soit encore parce qu'ils sont facilement sujets à des incendies et des explosions, contribuera aussi d'une façon puissante à la garantie de la pureté de l'air et la non-infection du sol.

D. Evacuation des immondices. — Il faudra enfin que les matières excrémentitielles provenant des habitations n'y séjournent pas et soient évacuées à l'extérieur le plus tôt possible, c'est-à-dire au fur et à mesure de leur production.

Vous savez qu'à l'heure actuelle deux systèmes d'évacuation des immondices sont en usage.

Dans un premier, les matières excrémentitielles sont emmagasinées pendant un certain temps puis enlevées, à des intervalles plus ou moins éloignés, suivant qu'on a recours à la *tinette mobile*, à la *tinette filtrante* ou à la *fosse fixe*. Les matières emportées au dehors sont utilisées par l'agriculture soit en nature, soit après transformation.

Ici, quel que soit le procédé employé, nous aurons à redouter les odeurs qui pourront se répandre dans la maison et dans la rue. La non-étanchéité des fosses fixes, qui est le cas le plus fréquent, constitue un danger permanent pour le sol et la nappe souterraine. La parcimonie que ces fosses entraînent dans l'usage de l'eau est une cause de malpropreté et d'insalubrité notoire. Enfin l'encombrement des rues par les voitures de vidanges, toujours odorantes si perfectionné qu'en soit le mécanisme, l'existence autour des villes de dépotoirs et d'usines à transformations nous doivent faire autant que possible rejeter ce système.

Le second, *l'évacuation immédiate*, peut se faire par aspiration de la maison à une usine extérieure, soit directement (système Berlier), soit par l'intermédiaire d'un réservoir de quartier (système Liernur). Dans ces deux procédés les matières de vidanges et les eaux ménagères s'écoulent par deux canalisations distinctes. La transformation à l'usine se fait sans qu'il y ait eu de transvasements intermédiaires. L'évacuation peut encore avoir lieu au moyen de chasses d'eau abondantes entraînant à l'égout, dans une seule et même canalisation, toutes les matières solides et liquides, ainsi que les eaux ménagères, les poussant au dehors et les déversant ensuite dans d'immenses champs d'épuration où elles se transformeront pour ne plus laisser arriver au cours d'eau qui les emportera au loin que les eaux filtrées et assainies (Tout à l'égout).

Quel que soit le procédé employé, cette évacuation immédiate constitue un système d'une supériorité incontestable et dont l'éloge n'est plus à faire.

A chaque ville de rechercher celui qui convient le mieux à sa topographie, à ses ressources et surtout à son approvisionnement d'eau. Mais, au nom de la salubrité, elle doit renoncer à laisser séjourner dans les maisons des matières qui constituent pour elles un danger permanent et sérieux.

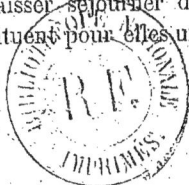

E. RUISSEAUX ET COURS D'EAU. — Nous devons, enfin, signaler comme une dernière cause de souillure possible de l'atmosphère les émanations qui se produisent le long des ruisseaux infects qui traversent ou contournent certaines villes. Il est de toute nécessité que ces cours d'eau ne soient pas pollués et que l'on ne s'en serve pas comme d'un égout à ciel ouvert, destiné à compromettre la santé de tous les habitants des maisons riveraines. Les bords s'en dessèchent aussi l'été et envoient dans l'atmosphère des poussières dangereuses. Il serait prudent, chaque fois que cela est possible, de couvrir au moins les parties qui traversent la ville. Le curage doit en être fait minutieusement, chaque année, et les détritus immédiatement enlevés et assainis.

C'est au seul prix de toutes les mesures de protection que nous venons d'indiquer que l'air de la ville, déjà affadi et moins tonique que celui des campagnes, ne s'altèrera pas davantage, créant ainsi pour les habitants un milieu essentiellement redoutable et malsain.

DE L'EAU. — A côté de l'atmosphère et de sa pureté, une autre question capitale qui se pose pour toute agglomération humaine, est son approvisionnement d'eau. « Cette eau, a-t-on dit, doit contribuer à élever la santé, » il ne faut donc qu'elle cause ni malaises ni maladies. »

L'eau a des destinations multiples, en dehors de l'alimentation et des usages culinaires. Elle sert à la propreté individuelle, au lavage des ustensiles, des vêtements, des appartements et des cours, au service des salles de bains et des water-closets, à l'entretien des jardins, à l'alimentation des jets d'eau et des fontaines d'ornement des habitations privées ; c'est là ce qu'on appelle le *service privé*.

Le *service public* comprend : le lavage des ruisseaux et des égouts, l'arrosage des chaussées, des trottoirs, des contre-allées ; l'entretien des plantations, des pelouses, des squares, des jardins publics; l'alimentation des fontaines de puisage et d'ornement, des lavoirs, des water-closets et des urinoirs publics, des établissements de bains, des bouches d'incendie.

Enfin le *service industriel* utilise l'eau, comme matière première, dans les brasseries, par exemple, et dans les fabriques d'eaux gazeuses; comme dissolvant, dans les sucreries et les teintureries; comme eau de lavage partout et aussi comme eau d'alimentation des machines à vapeur.

Quantité. — La multiplicité de ces affectations laisse bien vite à penser quelle quantité considérable est exigible, pour chaque ville, et indique assez nettement qu'on n'en saurait jamais trop avoir.

Il est certain que cette quantité, indispensable aux besoins divers des habitants de la ville, varie avec leur nombre et son importance, avec le climat, les habitudes, les conditions locales et il est bien difficile d'établir partout un chiffre fixe et invariable. On a essayé cependant de calculer les limites dans lesquelles doit varier la quantité d'eau nécessaire aux besoins d'une agglomération humaine et on est arrivé à cette conclusion que de l'eau à fournir : 35 0/0 environ étaient nécessaires au service privé, 45 0/0 au service public, 20 0/0 au service industriel. On a encore calculé qu'une ville de 50,000 âmes usait ainsi, pour tous ses usages, de 7,500 à 10,000 mètres cubes par jour, soit 500 pouces fontainiers. Chaque habitant, pour ses usages privés, a besoin, chaque jour, de 35 litres environ en moyenne, les services publics et l'industrie absorbant le reste. Il faudrait donc, par habitant et par jour, 150 à 200 litres pour satisfaire à tous les usages. Il est évident, à priori, que pour être suffisante, cette moyenne doit être permanente, sans interruption aucune et que, jour et nuit, à quelque époque que ce soit de l'année, nous devons la retrouver et pouvoir en jouir. C'est plutôt un minimum, et c'est seulement dans ces conditions que les villes doivent s'attacher à se procurer leur approvisionnement d'eau.

Qualité. — Quant à la qualité, s'il est désirable que pour tous les usages elle soit la même, on peut cependant admettre qu'elle pourra différer suivant sa destination. Ainsi, l'eau servant à l'alimentation, aux usages culinaires, au service de la propreté ou utilisée comme matière première dans l'industrie, doit être d'une pureté irréprochable; pour les services de la voirie, elle a besoin d'une moins grande pureté originelle. Nous verrons, dans un instant, dans quelles limites cette différence de qualité peut varier.

L'eau impure est nuisible; c'est là un fait incontestable et incontesté. « Elle ne l'est pas seulement par les micro-
» organismes pathogènes auxquels elle offre un milieu
» nourricier et qu'elle introduira dans l'organisme, par
» les poisons chimiques qu'elle pourra tenir en dissolu-
» tion. Elle l'est aussi par les substances neutres qu'elle
» introduit dans les voies digestives, qui n'ont rien à faire
» avec la nutrition ou qui irritent le tube intestinal, à la
» façon des corps étrangers. »

» Elle l'est, sinon par l'action infectieuse directe et
» immédiate des germes qu'elle renferme, mais par cette
» préparation locale et générale de l'économie que produit
» la souillure banale et qui la rend apte à recevoir l'infec-
» tion; elle l'est par l'adaptation qu'elle fait du milieu, par
» son pouvoir irritant sur les muqueuses, qui favorise la
» pénétration des micro-organismes. (Arnould.) » Ceux-là mêmes qui contestent le plus le rôle direct et infectieux de l'eau dans la fièvre typhoïde, le choléra, la dysenterie n'osent plus discuter cette action prédisposante, préparatrice sur l'organisme, action indéniable et contre laquelle on doit tout autant se prémunir que contre l'autre.

Quant à la moindre pureté des eaux affectées au service de la voirie et de certaines industries, encore faut-il qu'elle ne descende pas au-dessous de certaines limites et que nous ayons encore ici une eau tout au moins d'une rigoureuse propreté.

Comme on l'a fait justement remarquer, « l'eau sale » étalée sur la rue, sur le sol des demeures, s'y évapore » et abandonne des impuretés minérales ou organiques, » des organismes pathogènes peut-être, qui se mêleront » aux poussières et pénétreront dans l'économie par les » voies respiratoires. On se contente, peut-être trop aisé- » ment, de réclamer de l'eau de source pour la boisson des » citadins, en admettant que des eaux fluviales des plus » suspectes se répandent partout ailleurs que dans l'esto- » mac des habitants. Les micro-organismes pathogènes » sont aussi transportés par voie sèche et, d'ailleurs, les » poussières peuvent être également dégluties. »

Lavoirs. — A plus forte raison, si nous ne pouvons tolérer le lavage des rues par une eau déjà souillée, devrons-nous protester avec la dernière énergie contre cet usage odieux, trop usité près de nous, qui veut que le linge soit lavé dans des ruisseaux infects et bourbeux où pullulent par milliers les germes les plus divers et dont le lit n'est qu'un amas de puantes immondices.

Toute ville, consciente des devoirs qu'impose l'hygiène, doit établir des lavoirs publics pourvus d'une eau propre et qui sera immédiatement évacuée après qu'elle aura été souillée. Ce sera encore une façon d'éviter la pollution des cours d'eau qui la traversent et d'en assurer la salu- brité.

L'empoisonnement des petits cours d'eau par les impu- retés qu'y laissent le linge et le savon qu'il faut employer pour le nettoyer, surtout par les millions de germes qu'y abandonnent l'essangeage et les eaux de lessive, est, en effet, le mode le plus fréquent et le plus actif de propa- gation des maladies infectieuses. Lors de la dernière épi- démie de choléra, on a reconnu qu'elle s'était très souvent propagée de cette façon. La maladie suivait le cours des ruisseaux qui transportaient de village en village les germes provenant des déjections des cholériques dont le linge y avait été lavé.

Bains. — Avec l'abondance de l'eau, il sera encore facile d'habituer les habitants des villes aux soins de propreté corporelle ou autre, d'y installer des bains publics et d'en propager l'usage. Cette propreté corporelle n'intéresse pas seulement les classes aisées, comme une affaire de bienséance et de confortable, mais est plus encore indispensable aux ouvriers, en raison de la nature même de leurs travaux, de la transpiration qui en résulte et de l'impossibilité dans laquelle ils se trouvent de changer de linge aussi souvent qu'il le faudrait : « Cette omission » continue des soins qu'exige la peau, soins qui aident si » considérablement à la circulation et à la respiration » cutanée, n'est pas la moindre des causes qui concourent » à la viciation de leur sang, à la détérioration de leur » constitution, à la fréquence et à la gravité de leurs ma- » ladies. »

Il importe donc que les villes fassent une provision d'eau abondante et pure et que cette eau soit partout distribuée de la manière la plus commode et aussi la moins dispendieuse, avec toutes les garanties d'innocuité désirables. *Il faudrait encore que la loi intervînt pour que cette eau pût pénétrer dans les plus pauvres logements et que l'abonnement fût obligatoire pour tous les propriétaires.*

Malheureusement, pour nombre de villes, il est difficile d'obtenir un approvisionnement suffisant, en raison même des obstacles provenant de la législation et de la jurisprudence, de l'importance souvent exagérée des indemnités à fournir aux riverains des cours d'eau détournés, des sources taries, en raison encore de la difficulté de s'assurer de la valeur des sources captées et de leur réelle possession. Mais les difficultés qui se dressent à chaque pas, ne doivent pas un instant les détourner de cette constante préoccupation. Si elles ne doivent agir

qu'avec la plus extrême circonspection, si elles doivent se
régler encore, pour leurs recherches, sur l'importance de
leurs ressources, elles n'en doivent pas moins toujours
envisager l'éventualité de catastrophes meurtrières, d'épidémies plus coûteuses encore par le nombre des existences
arrêtées, des individus arrachés au foyer et à jamais dis-
parus.

Peut-être ici, la solution, pour bien des villes, consiste-
rait-elle à avoir deux canalisations distinctes, l'une d'eau
potable, l'autre pour le service de la voirie et tous les
usages qui n'exigent pas une pureté originelle aussi
grande. Il suffirait alors, pour ce dernier approvisionnement, de collecter et d'amener, dans des conditions parti-
culières de filtration, des eaux de surface qu'il serait plus
aisé et moins coûteux d'obtenir. Mais alors il faudrait
exiger que les conditions de l'abonnement soient telles que
cette eau de seconde qualité ne puisse pas être employée
pour les usages domestiques et que les propriétaires ne la
fassent pas boire à leurs locataires, par économie, aux
lieu et place de l'eau de source.

DES HABITATIONS. — A ces deux grands facteurs de la
salubrité urbaine, l'air et l'eau, vient s'ajouter un troisième
non moins important et dont je dois maintenant m'occuper.
Il s'agit de l'habitation.

L'habitation, j'ai déjà eu l'occasion de le dire ici-même
autrefois, n'a été au début, pour l'homme, qu'un abri
contre les intempéries de l'air, abri adapté depuis aux
besoins personnels et sociaux de ceux qui l'occupent. —
« L'idéal serait donc une création qui soustrairait l'indi-
» vidu, la famille ou les groupes à l'action des propriétés
» physiques de l'atmosphère, dans la mesure convenable
» et rien que dans cette mesure, en même temps qu'elle
» permettrait aux intéressés de jouir de l'intégrité parfaite
» des propriétés chimiques et biologiques de l'air, de ses
» propriétés vitales. » (Arnould.)

En est-il ainsi ? La réponse est facile et quelque perfectionnement qu'on ait aujourd'hui apporté à la construction des habitations, nous pouvons hardiment affirmer que
non, dans le plus grand nombre des cas, tout au moins.

Vous connaissez la distribution intérieure de nos appartements. — Parfois les pièces dites de réception sont
grandes et luxueuses, car c'est là qu'on s'entassera dans
des réunions où l'hygiène perd tous ses droits. Mais
les autres pièces sont réduites à des proportions exiguës
et, particulièrement pour les chambres à coucher, trans-
formées en simples cabinets contenant à peine un lit.
— Si, dans certains cas, profitant de la grandeur du logement, cette chambre à coucher est elle-même assez vaste,
elle se trouve alors reléguée dans un coin où le soleil n'ap-
paraît presque jamais. — Quant à la cuisine et aux water-
closets ce sont des endroits toujours sacrifiés ; on n'a pas
prévu que là l'air devait être plus souvent renouvelé,
qu'ailleurs, car il s'y vicie plus rapidement. Si les
cabinets d'aisances sont quelquefois réunis à l'apparte-
ment, quand celui-ci est confortable, ils sont le plus
souvent placés au dehors et communs à plusieurs ména-
ges. — Bien heureux les locataires qui n'ont pas besoin de
descendre à l'étage inférieur ou même dans la cour pour
y parvenir.

Ajoutons à cela des escaliers insuffisamment aérés, des
mansardes inhabitables et nous aurons un tableau que vous
trouverez peut-être poussé au noir mais qui, vous l'avouerez,
est, dans bien des cas, l'expression exacte de la vérité.

C'est que le problème à résoudre, pour bon nombre de
propriétaires, consiste à accumuler le plus grand nombre
de locataires possible dans un espace donné. — Aussi les
étages se superposent et menacent de gagner le ciel. — A
Paris on en compté jusqu'à 7 et 8, à Edimbourg 10, à
New-York, 14, 15 et même 18. — Nous devons toutefois
reconnaître que dans quelques villes une réaction salutaire
se fait. Berlin n'a que des maisons à 5 étages et Londres

où les progrès de l'hygiène sont incontestables revient aux maisons à deux étages. — Partout encore, cependant, on loge des êtres humains jusque dans des caves, reconstituant pour eux ces demeures préhistoriques, si sombres, si humides, si tristes.

Dans un degré au-dessous, on trouve les maisons occupées par le petit commerce et la petite bourgeoisie. — Ici se sont, d'ordinaire, des rues étroites où l'air et la lumière pénètrent à peine. Les hautes maisons qui les bordent ne satisfont à aucune des conditions de l'hygiène telle qu'on la comprend aujourd'hui. — « Une allée étroite et humide, » obscure, mène à un escalier tout aussi sombre et à des » appartements qui ne sont ni plus clairs ni mieux aérés. » — Une odeur fade et nauséeuse monte des cours en » forme de puits, s'exhale des pierres d'évier, des cuisines, » des lieux d'aisances. — On s'étonne de ne pas voir les » maladies infectieuses installées en permanence dans de » pareilles habitations et, tout en admirant la flexibilité » de l'organisme qui s'accommode à de pareils milieux, on » est tenté d'appeler sur ces vieilles maisons la pioche du » démolisseur. » (J. Rochard).

Descendons encore d'un degré et pénétrons dans les milieux ouvriers. Ici les appartements salubres deviennent une rareté et nous côtoyons à chaque instant des immeubles dans le genre de celui que le docteur J. Rochard a décrit, sous la dénomination de Cité Jeanne d'Arc, et où 2,486 personnes, la population d'une petite ville, vivent dans dix grandes maisons ressemblant à des casernes.

« L'espace y fait défaut et l'encombrement est extrême. » Les corridors et les escaliers sont trop étroits. Il n'y a, » à chaque étage, qu'un cabinet d'aisances par escalier et il » faut qu'il serve à huit ou dix familles. L'eau y manque et » il s'en exhale une odeur infecte qui se répand dans les » couloirs et les escaliers. »

Ecoutez encore la description de cet immeuble du boulevard de la Gare, à Paris, constitué par deux rangées d'habitations à un étage, s'élevant en une bordure sur une allée de 3 mètres de large.

Ces constructions sont édifiées sur terre-plein ; l'allée est pavée et possède un égout qui reçoit les eaux pluviales et ménagères. Chaque logement, au rez-de-chaussée comme au premier étage se compose d'une seule pièce quel que soit le nombre, le sexe et l'âge des locataires qui l'habitent, l'industrie qu'ils exercent. — Les chambres, au rez-de-chaussée, sont toutes carrelées à l'exception de deux ; les murs sont visqueux, les plafonds noirs, les fenêtres diminuées de leurs petits bois, les vitres remplacées par des lambeaux de toiles, de planches ou de feuilles de zinc.

Ces logements sont humides et sombres comme des caves. Ils sont d'une malpropreté sordide ; les plafonds sont crevassés, les cheminées, pour la plupart, hors de service ; les toitures laissent passer la pluie. — Enfin, il y a des pièces qui sont arrivées à un tel état de délabrement qu'on n'a plus trouvé personne pour les occuper et qu'on en a fait des dépôts d'ordures.

Est-ce exagérer que d'affirmer que partout, dans la plupart des grandes-villes, on trouve d'aussi misérables masures, de semblables cloaques et que dans bon nombre de logements règne une aussi horrible insalubrité ? — Non, évidemment. — Le danger est que ce sont des foyers tout préparés pour les maladies contagieuses, des terrains qui ne demandent qu'à être ensemencés par leurs germes, pour les multiplier et les répandre sur la ville entière.

Les êtres humains qui habitent ces taudis présentent le plus souvent les signes de la déchéance physique la plus complète : des enfants pâles et étiolés, scrofuleux, des hommes et des femmes vieux avant l'âge, des malades - presque partout, et ce n'est pas tout. — La promiscuité où vivent hommes, femmes, enfants n'est pas faite pour développer la moralité de chacun. Tous désertent ce foyer hideux. — Tandis que l'homme court au cabaret, la femme et les enfants s'en éloignent aussi et, s'ils y restent, c'est pour s'y étioler en compagnie de l'infection et du vice, cet intime et si fréquent compagnon de la misère.

On vous disait, dans une récente conférence, qu'une des principales causes de l'alcoolisme chez l'ouvrier était l'insuffisance de l'alimentation. Je ne sais pas jusqu'à quel point une alimentation plus substantielle et plus complète, en partie possible d'ailleurs avec le seul prix des nombreux petits verres absorbés dans la journée, pourrait prévenir ou enrayer l'abus de l'alcool. Je ne sais pas jusqu'à quel degré elle pourrait faire renoncer à cette jouissance particulière que fait éprouver l'usage des boissons alcooliques, jouissance si perfide qu'elle est même recherchée, hélas! par bien des gens fortunés. — Ce que je puis affirmer, avec bien d'autres, c'est que l'insalubrité de l'habitation est une des causes les plus fréquentes et les plus indiscutables de la désertion de ce foyer hideux, obscur et glacé et de la fréquentation du cabaret.

Tous ceux qui ont étudié de près cette question et qui l'ont envisagée, sans parti pris, s'accordent pour y voir le point de départ de la plupart des misères, des vices et des calamités de l'état social des ouvriers.

« Sous quelqu'aspect qu'on l'envisage, dit M. G. Picot, » dans un fort beau livre intitulé *Un devoir social et les* » *logements ouvriers*, on sent que le problème des loge-» ments est le nœud de la question sociale. De la solution » qui lui est donnée dépend l'existence de la famille. » De l'espace et de la division en plusieurs chambres » destinées aux différents sexes dépend la moralité. Sortez » une famille de la chambre malsaine où elle végète en-» tassée, sans air, presque sans lumière, prenez-la dans » les caves de Lille, où M. J. Simon a trouvé des êtres » humains et d'où son beau livre, *l'Ouvrière*, a contribué » à les retirer, placez-les dans une maison à trois cham-» bres telles que Mulhouse, le Havre et tant d'autres » villes en fournissent des modèles, vous verrez se pro-» duire une subite métamorphose. — Tout rentrera à sa

» place : d'abord les choses, puis les personnes et, à leur
» suite, les idées. — En peu de temps renaîtra le goût du
» foyer. Le père qui n'avait jamais espéré un tel espace
» prendra plaisir à son intérieur; la pièce où l'on vous
» recevra respirera, même dans le ménage le plus pau-
» vre, un certain air soigné. — Revenez l'année suivante,
» à l'heure du soir où le travail de l'usine est terminé,
» vous trouverez l'ouvrier transformé en jardinier, bê-
» chant la terre, et consacrant à son jardin les heures
» qu'il passait au cabaret. »

Partout, ajoute M. Picot, où les chefs d'usine font cons-
truire des maisons pour leurs ouvriers et où le logement
s'améliore, la moralité et l'esprit de conduite se déve-
loppent. Cette loi se vérifie dans tous les pays d'industrie.

Il n'y a donc pas de réforme qui mérite à un plus haut
degré l'attention et le dévouement des amis de l'huma-
nité; il n'y a pas de souci que doivent avoir au plus haut
point les municipalités; les classes laborieuses ne sont pas,
du reste, les seules qu'intéresse la question. — L'insalubrité de l'habitation compromet la sécurité de tout le
monde. — Les épidémies qui naissent de ces cours de
miracles se répandent sur la ville tout entière et affir-
ment l'étroite solidarité qui unit tous les habitants.

Que faire en présence d'un pareil état de choses ?

Deux solutions se présentent. — La meilleure, la plus
rationnelle, la plus sûre serait évidemment la construction
par l'initiative privée de maisons et de logements ouvriers
à bon marché, comme on en trouve à Mulhouse, au Havre
et dans nombre de villes, en France et à l'étranger. —
L'État contribuerait à cette œuvre d'amélioration sanitaire
et sociale en même temps que de haute moralisation en
facilitant ces opérations de l'initiative privée par des
exemptions ou des modérations temporaires de taxe. Il
faudrait enfin et surtout que l'odieux impôt des portes et
fenêtres qui semble n'avoir été fait que pour empêcher les

propriétaires d'aérer et d'éclairer leurs immeubles disparût.

Mais en attendant que de pareils résultats puissent être obtenus, il faudrait faire la guerre aux logements insalubres, veiller à l'application rigoureuse des lois qui les régissent et en faire de nouvelles si celles-là sont insuffisantes.

Dans tous les pays, des commissions spéciales sont chargées de cette surveillance et armées des moyens les plus puissants pour obtenir de sérieuses améliorations.

En Angleterre, par exemple, la loi sur les logements ouvriers de 1890, qui a tout prévu, tout réglementé, ne comprend pas moins de 7 parties et de 103 sections ou articles. — L'assainissement des terrains, l'insalubrité des habitations, les moyens de les constater et d'y remédier en réparant ou démolissant les immeubles ; la salubrité et la surveillance des logements garnis ; les conditions auxquelles doivent se conformer les Sociétés de construction ainsi que les particuliers, rien n'a été laissé dans l'ombre par le législateur.

« La législation anglaise, quelque respect qu'elle ait
» l'habitude de professer pour la propriété et la liberté in-
» dividuelle, ne se borne pas à prescrire aux propriétaires
» les réparations et les mesures d'assainissement néces-
» saires, elle donne le droit à l'autorité locale de pénétrer
» dans l'intérieur des maisons et d'y faire exécuter les
» travaux qu'elle juge indispensables, aux frais des pro-
» priétaires, lorsque ceux-ci ne le font pas de bonne grâce.
» — Non-seulement elle interdit la location des maisons
» insalubres, mais elle défend aux propriétaires eux-mêmes
» de les habiter et ne leur laisse pas, comme notre loi de
» 1850, la liberté de cette sorte de suicide. »

Chez nous, des règlements municipaux arrêtent bien les hauteurs minima des étages et maxima des maisons, les dimensions des cours et des courettes et fixent les conditions de l'évacuation des immondices. Mais là s'arrête l'action administrative. — Elle a bien été armée par une loi sur les logements insalubres, celle de 1850, qui lui donnait le droit d'intervenir et le moyen de remédier aux dangers les plus pressants, mais comme la loi laissait aux municipalités la liberté de constituer les commissions ou de s'en abstenir, que, d'autre part, ces commissions étaient dépourvues de toute initiative et ne pouvaient intervenir que dans le cas de réclamations des locataires, on considéra comme inutile de les former. — Malgré les plus pressantes instances ministérielles, en 1858 on n'en comptait que 520 et en 1885, huit seulement fonctionnaient encore dans des grandes villes.

A coup sûr la loi de 1850 a de graves lacunes, et il ne pouvait en être autrement à l'heure où elle a été faite. — Elle a surtout l'inconvénient de laisser aux délinquants tant d'échappatoires pour l'esquiver et de si longs délais pour s'y soumettre qu'ils ont beaucoup plus d'avantages à épuiser toutes les juridictions qu'à obtempérer dès le début aux injonctions qui leur sont adressées. — C'est ainsi par exemple que le propriétaire de la cité Jeanne d'Arc, à Paris, tint la justice en échec pendant 7 ans et finit par en être quitte avec une amende de 100 francs. — Mais telle qu'elle est, cette loi peut encore rendre de réels services et à Paris, au Havre, à Rouen, à Bordeaux, à Lille on a su en tirer de sérieux avantages.

Évidemment il vaudrait mieux la perfectionner. Peut-être même vaudrait-il mieux encore simplement l'abroger et laisser l'autorité municipale chargée par la loi du 5 avril 1884 de la police sanitaire de la ville, libre de rechercher les meilleurs moyens de remédier à l'état de choses que nous avons signalé ; elle ne pourrait, tout au moins, plus s'abriter derrière une insuffisance de la loi qui favorise beaucoup trop l'indifférence et l'inaction.

Une dernière mesure qui devrait être partout sérieusement prescrite, c'est le nettoyage des façades des maisons. — « Outre que l'aspect général de la ville y gagnerait

» singulièrement, la salubrité y trouverait un avantage
» considérable. — Les poussières et les corpuscules qui
» s'attachent aux façades des maisons peuvent à la longue
» donner naissance à des miasmes qui, en se répandant
» dans l'atmosphère, occasionnent des maladies et sont,
» dans tous les cas, une cause grave d'insalubrité. »
(Jourdan.) — Une désinfection préalable de la surface à
nettoyer serait ici indispensable.

II.

Quand la Ville aura résolu ces grands problèmes de la
protection de l'atmosphère et du sol, de l'abondance et de
l'innocuité de l'eau, de la salubrité des habitations, elle
sera bien près d'avoir atteint son maximum de salubrité.
Il lui restera cependant encore bien des soins à prendre.

Elle devra compléter par l'isolement, par une désinfection bien entendue et une active surveillance de l'alimentation publique la *prophylaxie des maladies contagieuses* déjà en partie réalisée par l'application métho-
dique des mesures dont il a été question jusqu'ici.

Que d'autre part, *les établissements publics : casernes,
hôpitaux, crèches, écoles et lycées, établissements péni-
tentiaires, cimetières, théâtre*, etc., ne restent point étrangers à ses préoccupations sanitaires ; que l'*assistance* sous
toutes ses formes, organisée sur les plus larges bases, protège l'enfance, garantisse la vieillesse, atténue les souf-
frances d'un chômage involontaire, de la misère et de la
maladie ; que l'*hygiène professionnelle* voie ses prescrip-
tions minutieusement suivies et contrôlées et l'on pourra
alors affirmer que le rôle tutélaire de l'Hygiène publique
se sera fait partout sentir et l'on constatera bientôt que la
mortalité se trouve réduite à son minimum.

C'est là le cas de la « Pullman's city », ville de
10,000 habitants, fondée sur les bords du lac Calumet par
un grand industriel américain, M. Pullman. Cinq mil-

lions furent dépensées pour le drainage et l'assainissement
général du terrain, la canalisation souterraine, l'amenée
d'eau potable, etc. En même temps que l'on traçait des
rues larges et nombreuses, que l'on créait des parcs, des
jardins, des places publiques, on construisait des maisons
dont les plans furent approuvés par une commission
d'hommes compétents. On fit encore une église, un théâtre,
un hôtel, un lavoir et divers autres bâtiments à usage
commun.

La ville parfaitement disposée et aménagée fut livrée
aux habitants dans les meilleures conditions de salubrité,
et depuis est tenue aussi propre que possible. Le service
de la voirie y est admirablement organisé. Toutes les maisons sont soignées, à l'intérieur comme à l'extérieur. La
Société qui dirige la ville a tout fait pour assurer aux
habitants le bien-être matériel et moral. On y rencontre
des écoles, un gymnase, des bains publics, etc. Aucun
cabaret n'y est toléré.

Aussi la mortalité y est-elle seulement la moitié de
celle que l'on observe dans les villes du voisinage et le
tiers de celle constatée en Amérique. A un autre point de
vue, nous vous étonnerons, sans doute, en disant qu'il
suffit d'un officier de police et d'un policeman pour assurer
la tranquillité de cette agglomération de 10,000 habitants.

Dans nos vieilles cités d'Europe et même dans nos villes
modernes, si nous ne pouvons atteindre à d'aussi admi-
rables résultats, c'est que des difficultés parfois insurmon-
tables, nous devons le reconnaître, se rencontrent à
chaque pas.

Prophylaxie des maladies infectueuses. — C'est
ainsi que la prophylaxie des maladies contagieuses se voit
en partie empêchée par cette délicate et difficile question
de l'*isolement*. Si, en effet, la séparation des malades
atteints d'affections contagieuses d'avec les autres individus est, le plus souvent, facile dans les établissements

publics, dans les hôpitaux, les écoles, etc., il n'en est plus de même dans la vie privée. Ici, l'isolement n'existe pour ainsi dire pas ou n'est qu'illusoire. Chez nous, un varioleux ou un scarlatineux peut venir secouer sur nous la poussière de ses habits et semer la maladie autour de lui sans qu'aucun règlement de police, sans qu'aucune loi punisse ce délit contre la sécurité publique. Cependant des mesures ont été prises pour protéger les animaux contre la transmission des maladies contagieuses. « Espérons, » disait il y a bien longtemps le professeur Vallin, qu'un » jour viendra où les hommes seront aussi bien protégés » que les animaux. » L'heure n'en a pas encore sonné.

La *désinfection* elle-même, qui se répand de jour en jour davantage et réalise de réels progrès, a beaucoup encore à faire et demande un personnel spécial plus exercé, plus compétent.

La *surveillance et la protection de l'alimentation publique* sont, à tous égards, plus faciles et n'exigent que de la bonne volonté et une permanente activité.

Déjà, à l'abattoir, les viandes de bêtes reconnues atteintes de maladies infectieuses sont saisies et détruites. Rendre ces mesures parfois plus sévères; faire une chasse et une guerre acharnées aux tueries clandestines, voilà ce que, de ce côté, il reste à faire.

Les laitiers ne jouissent plus de la même impunité qu'autrefois. Toute adultération de leur marchandise comporte une poursuite et un châtiment.

Pourquoi n'en serait-il pas ainsi de toutes les denrées servant à l'alimentation publique? Pourquoi cette protection, cette surveillance qui s'appliquent seulement à quelques substances ne s'étendraient-elles pas à toutes? Déjà la loi a ajouté à l'inspection des pharmacies, celle des épiceries. Que des prélèvements et des analyses fréquentes, avec les poursuites que comportent la fraude et les falsifications dangereuses, soient faites sans relâche! Les laboratoires municipaux annexés à l'administration de toute grande ville et dont l'utilité n'est plus à discuter, y trouveront l'application de leur rôle qui doit cesser d'être si souvent commercial pour devenir nettement et exclusivement hygiénique.

Mais il ne suffit pas que les substances livrées à la consommation soient reconnues saines, il faut encore qu'elles puissent être prises en quantité suffisante et combien y a-t-il malheureusement d'individus pour lesquels cette condition n'est pas réalisable ? Vaste et difficile problème ! Question délicate et décevante entre toutes ! Les Sociétés coopératives de consommation font bien, chaque jour, de louables efforts pour en atténuer les inconvénients, mais qu'il y a encore loin de là au but ! Peut-être ici, comme pour les habitations à bon marché, l'initiative privée aidée des pouvoirs publics, rendrait-elle encore d'inappréciables services, par la création de cuisines populaires, de fourneaux économiques, comme il en existe tant dans beaucoup de grandes villes et à l'étranger. A Berlin, depuis 1866, sous l'impulsion de Lina Morgenstern, quinze établissements ont été fondés où l'on donne des repas à 0,20 et 0,30 centimes.

Ce serait ici pour les institutions charitables, comme les bureaux de bienfaisance, le cas d'intervenir et de soulager bien des misères.

ASSISTANCE. — La protection de la santé publique, dans une ville, doit encore et surtout s'exercer en faveur de cette catégorie d'individus qui, en butte à toutes les privations, dénuée de tout, est aussi la plus sujette aux maladies et succombe rapidement dans cette lutte inégale où elle n'a pas la force de résister. Ce sont en effet, dans toutes les agglomérations urbaines, les *indigents* qui paient le plus large tribut à la maladie et à la mort ; il faut donc les secourir.

Malheureusement, à l'heure actuelle, dans le plus grand nombre des villes, l'organisation de l'assistance est mal définie, sinon rudimentaire. Le manque de cohésion des différents services qui concourent au soulagement des miséreux et qui constituent autant d'établissements distincts, libres et sans contrôle efficace, est la cause d'abus regrettables. Partout les services rendus ne répondent point aux dépenses effectuées.

C'est à améliorer cet état de choses que l'on doit s'employer; c'est à grouper tous ces services épars, à leur donner plus de cohésion, à éviter les doubles emplois qui en résultent si souvent; c'est, en un mot, à unifier l'assistance et à perfectionner ses rouages si nombreux que doivent tendre désormais tous nos efforts.

CONCLUSIONS.

« A une époque où la natalité nous échappe, il ne nous
» reste plus, comme l'a si justement indiqué M. le docteur
» J. Rochard, qu'à rechercher les moyens de diminuer la
» mortalité. Il nous faut pour cela assainir nos villes,
» fournir aux classes laborieuses une alimentation suffi-
» sante et des habitations salubres, élever nos enfants de
» manière à développer la résistance de la race, préserver
» enfin les populations des maladies qui les déciment. ».
Ce n'est évidemment pas l'œuvre d'un jour; bien des
années n'y suffiront même point. D'autre part, d'immenses
ressources sont nécessaires à sa réalisation. Mais c'est un
axiome universellement admis aujourd'hui que nulles
dépenses ne sont plus productives pour une nation et pour
une ville que celles qui servent à améliorer son hygiène.
On entend bien par là surtout qu'une bonne hygiène
accroît la durée de la vie humaine, qu'elle augmente les
forces de l'homme et partant sa puissance de travail, en
même temps qu'elle conserve sa santé intellectuelle et
morale si indissolublement liée à sa santé corporelle. Mais
au-dessous de ces grands résultats, il est un résultat pécuniaire et immédiatement sensible dont il est juste de tenir
aussi compte.

Dans tous les pays, on s'est efforcé de calculer la valeur
pécuniaire de la vie humaine, d'évaluer ensuite les pertes
causées par la maladie et la mort.

En France, le docteur J. Rochard, a plus particulièrement étudié cette question. « La vie humaine, indépen-
» damment de cette valeur morale et intellectuelle que
» personne ne songe à chiffrer, a une valeur matérielle,
» dit-il ; elle représente un capital. La loi ne l'envisage
» pas d'une autre manière quand elle impose des dom-
» mages et intérêts à celui qui a causé involontairement
» la mort d'autrui et nous-mêmes, lorsque nous contrac-
» tons une assurance sur la vie, nous estimons que notre
» existence vaut une certaine somme et nous voulons
» garantir à notre famille, en cas de décès, le rembour-
» sement de cette somme, exactement comme si nous
» assurions une maison contre l'incendie ou un navire
» contre le naufrage.

» Cette valeur économique représente ce que chaque
» individu a coûté à sa famille, à la commune ou à l'Etat
» pour vivre, se développer, s'instruire ; c'est l'emprunt
» qu'il a fait au capital social, pour arriver à l'âge où il
» pourra le lui rembourser par son travail ; elle est égale
» à la somme dont le produit de ce même travail repré-
» sente l'intérêt. Elle va en augmentant depuis la nais-
» sance jusqu'à l'âge où l'homme est en plein rapport.
» Elle reste quelque temps stationnaire parce qu'à mesure
» que la force et l'habileté du travailleur augmentent il
» voit décroître, en même temps, le nombre des années
» pendant lesquelles il pourra jouir de cette activité pro-
» ductrice. Elle continue à décroître enfin, comme celle de
» tout capital périssable, pour s'annuler dans la vieillesse
» où l'homme ne peut plus rendre de services à la société
» et devient une non-valeur, au même titre que l'infirme,
» que le malade, que l'aliéné, que l'oisif qui ne sont que
» des charges sociales. C'est pour cela que les épidémies
» qui atteignent de préférence les sujets dans la force de

» l'âge, les guerres qui pèsent sur la partie la plus vigou-
» reuse, la plus saine et la plus active de la nation sont de
» véritables désastres. »

« L'âge n'est pas la seule condition qui fasse varier le
» prix de la vie humaine; le sexe, le milieu d'habitation
» et la position sociale jouent aussi un rôle incontestable
» dans son estimation. »

Se basant sur ces données, M. Rochard a évalué, pour
l'année 1880, la dîme mortuaire de la France c'est-à-dire
les pertes subies, du fait de la mort, à 477,559,854 francs
pour la population urbaine et à 463,126,590 francs pour la
population rurale; au total 940,686,444 francs ou près
d'un milliard.

La maladie, de son côté, par les frais de traitement
qu'elle occasionne, par les journées de travail perdues,
représente une perte à peu près de même valeur. C'est
donc *deux milliards* que coûtent, chaque année, à la
France, la maladie et la mort. Les seules maladies contagieuses, c'est-à-dire celles sur lesquelles l'hygiène publique
a le plus de prise, occasionnent une perte de plus de
600 millions. L'alcoolisme coûte près d'un milliard.

« En supposant, ajoute M. Rochard, que les mesures
» d'hygiène ne diminuent que d'un dixième, cette rançon
» de deux milliards, c'est donc une économie annuelle de
» 200 millions qu'on peut procurer au pays. Si l'Etat, sûr
» de sa réalisation, hypothéquait ce revenu; si, après
» avoir dressé le cadastre sanitaire de la France, après
» avoir fait établir, dans chaque département, l'état des
» travaux à effectuer dans l'ordre de leur importance, il
» contractait, pour couvrir la dépense prévue, un emprunt
» égal à la moitié du capital représenté par ce revenu de
» 200 millions, en réservant l'autre moitié pour l'amortis-
» sement de la dette, nous aurions en dix ans le pays le
» plus salubre du monde et la mortalité la plus faible de
» l'Europe. »

Je ne sais, Messieurs, si pareil rêve se réalisera jamais

et nous attendrons probablement longtemps encore de nos législateurs astreints à bien d'autres préoccupations son accomplissement. Hypothéquer un revenu imaginaire, non tangible; exécuter des travaux dont le produit ne se traduira que par le bénéfice qui résultera de la diminution de la maladie et de la mort, paraîtra à beaucoup une pure vue de l'esprit, une utopie de théoriciens insensés. Nous espérons cependant que l'utopie d'aujourd'hui pourra demain, comme bien d'autres, devenir une réalité. Toujours est-il-que depuis dix ans bientôt, nous hâtons de nos vœux le vote de la loi sur l'hygiène publique déposée sur le bureau de la Chambre et qui doit donner à nos conseils d'hygiène trop peu écoutés et à notre organisation sanitaire insuffisante l'impulsion et la force qui leur manquent, la direction qui leur fait défaut. C'est en vain que nous attendons.

Les réclamations de l'hygiène s'attaquent à de trop nombreux et de trop exigeants intérêts pour être facilement écoutées. Ces hygiénistes paraissent à beaucoup bien envahissants et la microbiomanie semble une maladie pour laquelle on les isolerait volontiers, à leur tour. Mais que l'on se rassure ! Si les médecins poursuivent, en ce qui touche la salubrité, un idéal souvent coûteux à réaliser, ils savent se contenter, en attendant mieux, de solutions intermédiaires et tenir compte des conditions de chaque localité, des mœurs et des préjugés des habitants. Ils savent surtout qu'il faut proportionner la dépense non seulement au but à atteindre mais aux ressources des villes et à leurs budgets souvent exigus. L'hygiène doit être une protection et non une entrave ; ils le comprennent volontiers. Aux villes, aux municipalités, aux intérêts particuliers toujours si puissants et, il faut l'avouer, si récalcitrants, à faire aussi des concessions. Le terrain d'entente sera bien vite trouvé.

Dans tous les pays, à l'heure actuelle, ces considérations

ont si bien été comprises de tous, qu'on y travaille sans relâche à réaliser de sérieux progrès et que, chaque jour, on nous distance.

L'Angleterre qui n'a pas manqué, suivant ses habitudes utilitaires, de se rendre un compte exact de la valeur de la vie humaine, multiplie depuis 1844 les lois relatives aux constructions, aux bains, aux lavoirs publics, à l'approvisionnement d'eau des villes, à l'assainissement urbain. Des comités locaux réunis sous une direction centrale jouissent de pouvoirs étendus et font les plus louables efforts en faveur de la salubrité publique.

Aux Etats-Unis, les bureaux sanitaires d'Etats, doués d'une remarquable activité, se donnent un organe central et essaient de résoudre les plus difficiles problèmes de l'assainissement. Les ingénieurs transatlantiques ont pris rang depuis longtemps, en tête des techniciens qui comprennent le mieux l'assainissement des habitations.

L'Allemagne exécute, à son tour, de merveilleux travaux d'assainissement et poursuit l'évolution de son organisation sanitaire sous la surveillance de l'office impérial de santé.

En Italie, depuis dix ans bientôt, la Direction de la police sanitaire a fait faire un grand pas à l'hygiène publique et singulièrement réduit la mortalité.

En Autriche-Hongrie, en Belgique, même dans les plus petits pays qui nous entourent, existe la plus heureuse émulation. On y a compris, sans peine, que les dépenses que l'hygiène réclame sont de l'argent bien placé, dans ce sens qu'elles ont pour conséquence immédiate une diminution dans le nombre des maladies et des décès.

On y a encore compris que la maladie et la mort entraînant, chaque année, des pertes considérables, dépenser pour l'hygiène c'est économiser, c'est tout au moins placer son argent à gros intérêts.

En attendant qu'en France une législation sérieuse et rajeunie vienne nous donner les moyens d'organiser, à notre tour, le service de l'hygiène publique et d'en assurer le fonctionnement, nous voulons espérer que s'inspirant des sentiments utilitaires que nous avons développés, sinon de considérations plus hautes et plus humanitaires, l'initiative départementale et l'initiative communale, si fécondes partout où elles consentent à exercer leur action, s'efforceront de montrer le chemin et s'essaieront à réaliser la plus grande somme d'améliorations possible.

Pour vous, Mesdames, dont l'œuvre semble bien loin du sujet actuel et s'y rattache pourtant d'une façon tout intime, vous pourrez proclamer hautement que vous avez apporté une large pierre à l'édifice commun. L'assistance que vous organisez, en cas de désastres publics ; les secours plus particuliers que vous préparez pour nos malades et nos blessés, en temps de guerre, rentrent aussi dans le vaste cadre de la protection de la santé publique. Certes, les sentiments de haute philanthropie et de patriotique pitié qui vous ont dicté votre devoir et guidé votre conduite sont singulièrement au-dessus des préoccupations utilitaires dont je viens de vous entretenir. Vous n'en aurez pas moins contribué à garder à votre pays des richesses considérables par les nombreuses existences que vous aiderez à sauvegarder, car vous les lui conserverez à l'âge où elles constituent pour lui un capital intellectuel et social d'une inestimable valeur.

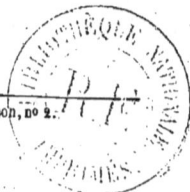

Clermont-Ferrand. — Imprimerie Mont-Louis, rue Barbançon, no 2.

3

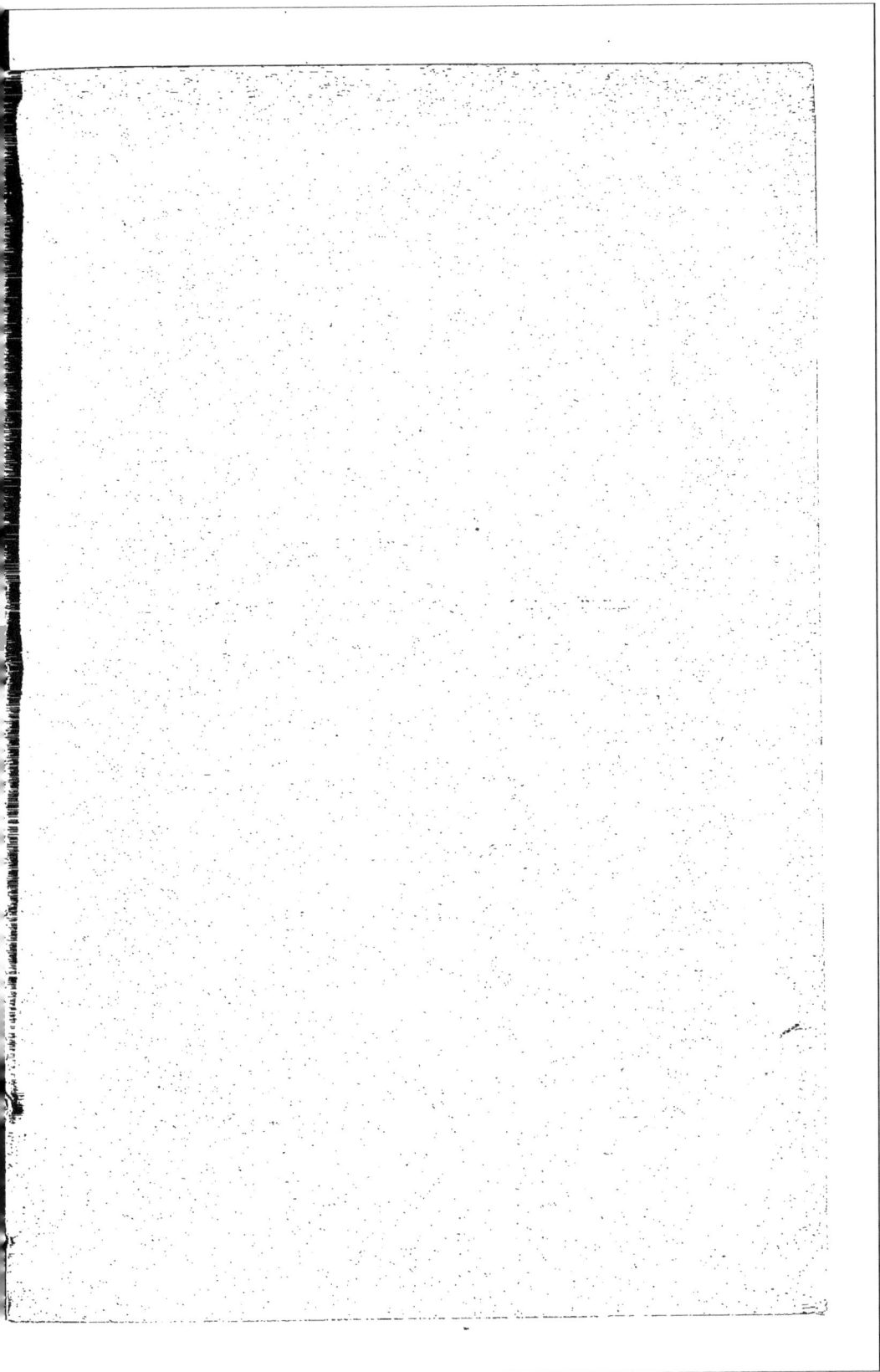

CLERMONT-FERRAND. — TYPOGRAPHIE G. MONT-LOUIS.

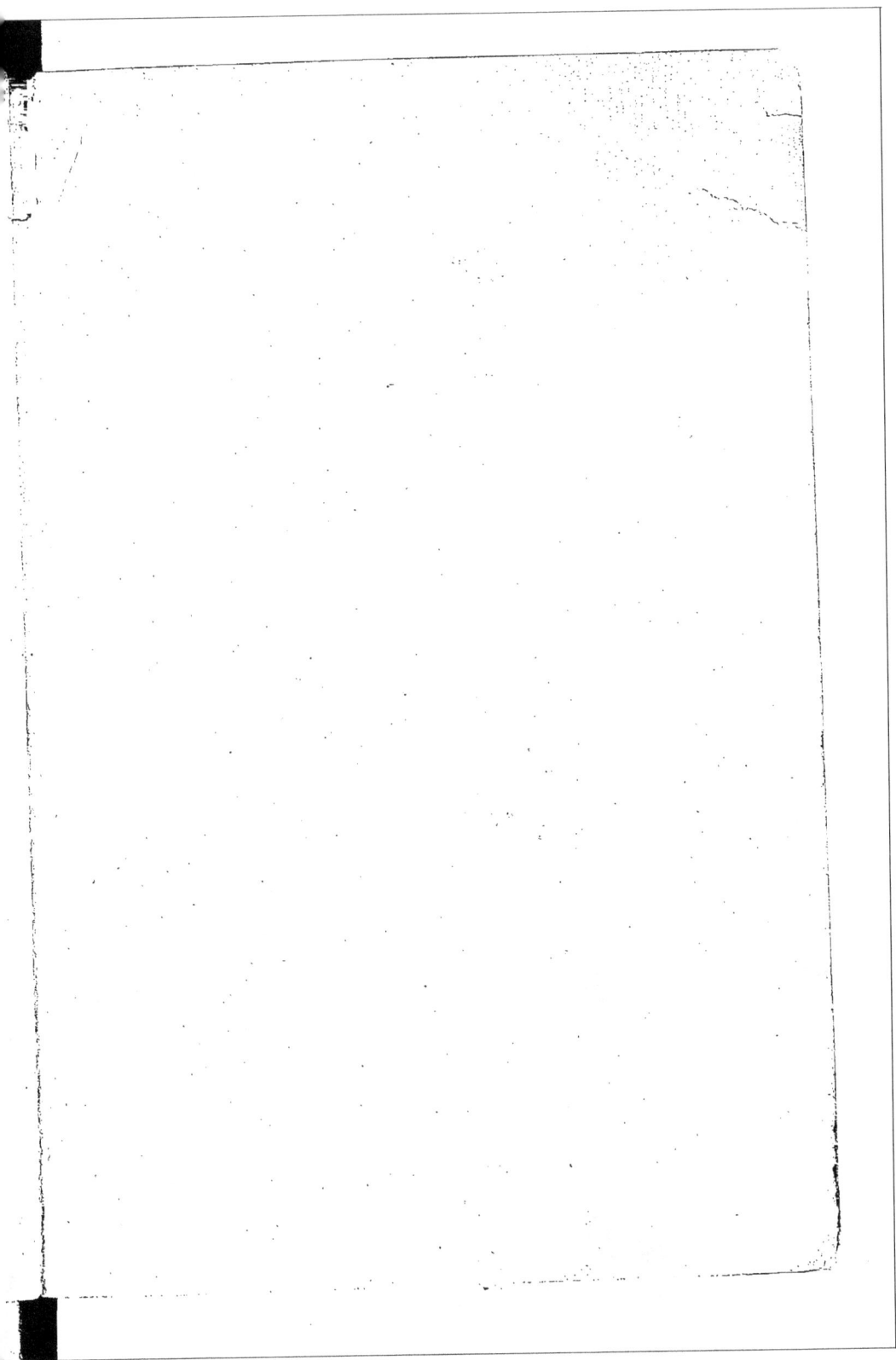